歯科衛生士ブックレット Vol.3

インプラントをずっと使い続けるための着眼点
DHが守れる最後のチャンス！
インプラント周囲粘膜炎

大月基弘　鈴木秀典

クインテッセンス出版株式会社　2020

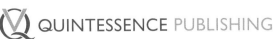

QUINTESSENCE PUBLISHING

Berlin | Chicago | Tokyo
Barcelona | London | Milan | Mexico City | Moscow | Paris | Prague | Seoul | Warsaw
Beijing | Istanbul | Sao Paulo | Zagreb

はじめに
今こそ「インプラント周囲粘膜炎」を考えるとき

　読者の皆さんも感じられていることと思いますが、近年にわかに「インプラント周囲炎」が話題にのぼるようになりました。そのひとつに、これまであまりわかっていなかったインプラント周囲疾患の有病率が、数年前から矢次に報告されるようになり、それらのいずれもが私たちの予想をはるかに上回る確率だったことがあげられるでしょう。

　この事実は、瞬く間にマスメディアを通して国民にも知らされました。患者さんにとって、インプラント治療は高額ゆえに期待も大きい治療です。できれば一生使いたいと思っている人が多いにもかかわらず、高い確率で「インプラント周囲炎」を患ってしまう。これからは安易にインプラント治療を受けてはならないと警鐘を鳴らすかのごとく報じられました。

　「ホームケアをしっかりしていただき、定期的にメインテナンスに来てもらえればインプラントは長持ちしますよ」。これまで患者さんにはそうお伝えしてきましたし、実際、皆さんもそう思っていたと思います。ところが、現実には、ひとたび発症すると天然歯の歯周炎よりも進行が速く、ましてやきちんとメインテナンスを受けてきた患者さんにも発症してしまいます。この事実、けっして隠そうと思っていたわけではないけれど、そこまでとは思っていなかった、というのが皆さんの本音ではないでしょうか。

　"歯科衛生士"である皆さんがこれまで培ってきた歯周治療の経験と技術は、インプラントのメインテナンスにも存分に活かすことができます。ただ、それだけでは通用しないのがインプラントの難しいところです。天然歯と異なるインプラントの特異性を勉強する必要があります。この領域、調べてみてわかったことは、臨床に活かせるエビデンスはほとんど無いということ。そんななかでも少しずつですがわかってきたこともあります。まだまだ少ない情報なので、できるだけ皆さんにシェアしたいと思います。

　本書は、世間を騒がせている「インプラント周囲炎」ではなく、あえて「インプラント周囲粘膜炎」にフォーカスをあてました。インプラント周囲疾患は、天然歯の「歯肉炎」と「歯周炎」のように、「インプラント周囲粘膜炎」と、「インプラント周囲炎」に分類されます。「インプラント周囲粘膜炎」の段階を見逃さずに適切に対処すれば、回避できる「インプラント周囲炎」は多いと思います。そして何より、「インプラント周囲粘膜炎」は、歯科衛生士と患者さんの努力で治すことができるのです。

　「インプラント周囲炎」が注目されている今だからこそ、「インプラント周囲粘膜炎」について、真剣に考えてもらいたいと思います。

DUO specialists dental clinic　大月基弘

一般財団法人サンスター財団附属千里歯科診療所　鈴木秀典

CONTENTS

第1章

病態を理解し、メインテナンスで見逃さない

歯科治療の選択肢の1つとして不可欠であるインプラント治療。インプラント周囲病変も依然として問題になっていますが、インプラント周囲粘膜炎（以下、周囲粘膜炎）のうちであれば、治癒に導くことができます。

したがって、歯科衛生士の皆さんには、患者さんがインプラント治療をどこで受けたかにかかわらず、担当を請け負ったからには何としても周囲粘膜炎のうちに食い止める、そんな覚悟でインプラントを診る目を養っていただきたいと思います。

まずは、インプラント周囲病変の病態や、メインテナンスで周囲粘膜炎を見逃さない方法についてご紹介します。

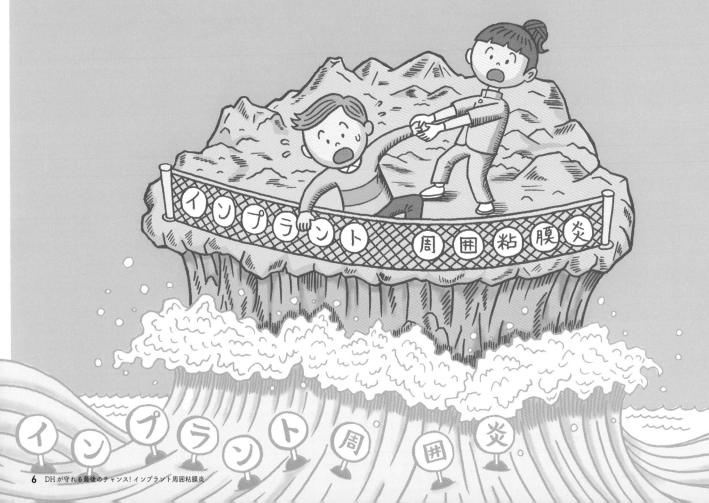

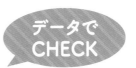

インプラント周囲病変の有病率を甘く見るな!

そもそも、インプラント周囲病変はどのくらい起きているのか、
皆さんご存知でしょうか。ここではまず、その最新情報をご紹介します。

周囲粘膜炎は約6割、周囲炎は約2割の患者で起きている

実は、日本におけるインプラント周囲病変の有病率のデータは、未だにきちんとした形で示されていません。世界的にも、まだまだこのようなデータ自体が少ないのが現状ですが、ここでは、2013年にAtiehらによって発表され、昨今インプラントに関する多くの論文や講演会などで引用されている文献を見ていきましょう[2]。

この研究では、9つの論文のメタ分析[※1]により、インプラント治療後5年以上の追跡期間のある患者1,497人(インプラント数6,283本)を対象に、インプラント周囲病変の有病率について調べられました。結果で注目すべきは**患者レベルでの有病率**です。たとえば、歯周病の場合、1本でも歯周病にかかっている歯があれば、その人は「歯周病患者」としてみなされます。同様に、口腔内のインプラントが1本でも周囲病変にかかっていれば、その人は「インプラント周囲病変患者」としてみなされます。これが今回の患者

レベルでの有病率です。埋入されたインプラントが1本であろうが、多数本であろうが、病気にかかっている患者であるという認識が大切であろうとの考えから、患者レベルで有病率を見ることが重要と考えられるようになっているのです。話を今回の研究に戻すと、**周囲粘膜炎はなんと約6割の患者にみられ、周囲炎も約2割の患者に認められました**。この結果をふまえると、インプラント周囲病変はけっして稀な疾患ではなく、むしろ非常にありふれたものであることがわかります。現在の日本では、200万人以上がインプラント治療を受けているといわれています[1]。自院で埋入されたインプラントならまだしも、近年では、他院で埋入されたインプラントのメインテナンスも自院で請け負わなければならない場面が増えています。歯科衛生士の皆さんには、まずこの事実を理解したうえで、患者さんに情報提供し、インプラントのメインテナンスを実践してもらいたいと思います。

これが現在のグローバルスタンダード!

インプラント周囲病変の有病率
(患者数1,497人、インプラント数6,283本、追跡期間5年以上)

単位	インプラント周囲粘膜炎	インプラント周囲炎
インプラント本数	30.7%	9.6%
患者人数	**63.4**%	**18.8**%

(文献2より引用改変)

※1 メタ分析(メタアナリシス):統計的分析のなされた複数の研究を収集し、さまざまな角度からそれらを統合したり比較したりする分析研究法。

歯周病変 vs インプラント周囲病変

なぜ周囲粘膜炎で食い止める必要があり、周囲炎になるまで重症化させてはいけないのか。
その理由について、歯周病変とインプラント周囲病変の病態を比較しながら見ていきましょう。

骨吸収をともなうか否かで、大まかに対比できる

「病変が軟組織のみに限局しているのか、周囲骨にまで及んでいるのか」という点に限定したうえで比較すると、歯肉炎は周囲粘膜炎、歯周炎は周囲炎にそれぞれ対応して

いると言えます。では、歯肉炎と周囲粘膜炎、歯周炎と周囲炎では、それぞれ何が違って何が似ているのでしょうか。

歯周病変	インプラント周囲病変

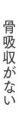
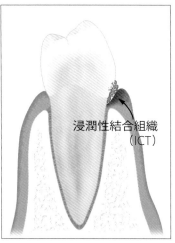

歯肉炎
病変が軟組織のみに限局している（アタッチメントロスなし）

浸潤性結合組織（ICT）

骨吸収がない

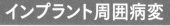
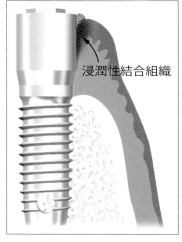

周囲粘膜炎
病変が軟組織のみに限局

浸潤性結合組織

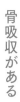
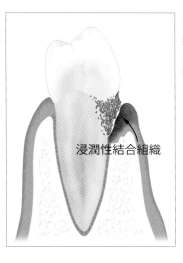

歯周炎
病変は軟組織のみに限局せず、骨組織の吸収も引き起こしている（アタッチメントロスあり）

浸潤性結合組織

骨吸収がある

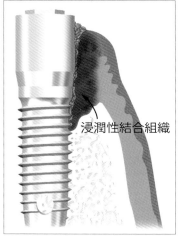

周囲炎
周囲粘膜炎に骨吸収をともなっている

浸潤性結合組織

（図は文献3より引用改変）

歯肉炎と周囲粘膜炎の病態は、非常に似ている！

　歯肉炎と周囲粘膜炎においては、病変のサイズと浸潤性結合組織（infiltrated connective tissue：ICT）の構成がほぼ同じであることがずいぶん前から証明されています。Berglundhら（1992）の研究では、ビーグル犬の天然歯とインプラントに対し、プラークコントロールを行わない期間を3週間設けて、実験的に歯肉炎と周囲粘膜炎を発症させた後、軟組織の炎症状態について調べました[4]。その結果、天然歯とインプラントで同程度の範囲のICTが形成されました。また、ICTの構成、大きさもほぼ同じでした（図1、2）。

　このことから、歯肉炎と周囲粘膜炎の病態は非常に似ていることがわかります。実際、**歯肉炎と同様に、周囲粘膜炎も治療することが可能**です。周囲粘膜炎の治療のしやすさについては、P.13も参照ください。

図1　歯肉炎と周囲粘膜炎のICTの構成

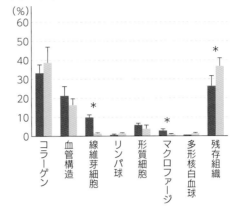

歯肉炎と周囲粘膜炎で形成されたICTでは、炎症性細胞分布に大きな違いは見られなかった（リンパ球、形質細胞、マクロファージ、多形核白血球）。

図2　歯肉炎と周囲粘膜炎のICTの大きさ

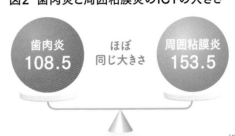

それぞれの炎症性細胞数で比較している。有意差が認められるものの、臨床的にはほぼ同等の大きさと考えられる。

（図1、2は文献4より引用改変）

歯周炎と周囲炎の病態は、似ているようで実は違う！

　一方、歯周炎と周囲炎の病態はいかがでしょうか。先ほどの実験的歯肉炎・周囲粘膜炎の研究と同じ研究メンバーで、実験的歯周炎・周囲炎の研究（Lindheら、1992）が行われているので、そちらを見てみましょう。同じくビーグル犬の天然歯とインプラントに対し、プラークコントロールを行わない期間を10週間設け、実験的に歯周炎と周囲炎を発症させた後、軟組織の炎症状態について調べました[5]。その結果、歯周炎では1.1mmの骨吸収だったのに対し、周囲炎では3.2mmの骨吸収が起きていました。また、ICTの構成を見ると、形質細胞と多形核白血球も周囲炎のほうが多いことが有意に認められました（図3）。この2つが多いということは、炎症がより急性的に起こっていることを意味します。さらに、歯周炎に比べて、周囲炎ではICTの大きさが著しく大きいことがわかりました（図4）。

　このことから、歯周炎に比べて、**周囲炎では炎症がより急性的で、かつ大きく広がる**ことがわかります。

図3　歯周炎と周囲炎のICTの構成

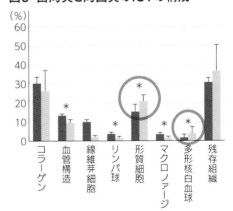

歯周炎と周囲炎で形成されたICTでは、歯肉炎・周囲粘膜炎と同じ炎症性細胞分布を示したが、このうち形質細胞と多形核白血球の2つが周囲炎で著しく多かった。

図4　歯周炎と周囲炎のICTの大きさ

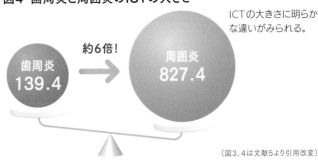

ICTの大きさに明らかな違いがみられる。

（図3、4は文献5より引用改変）

周囲炎では、炎症が骨まで直接及んでしまう

歯周炎と周囲炎について、組織学的な所見をもう少し見ていきましょう。さきほどのLindheら（1992）の研究で、歯周炎発症時の歯周組織、周囲炎発症時のインプラント周囲組織がそれぞれ採取されました[5]。とても興味深いことに、歯周炎が存在していても、約1〜1.5mmの健康な結合組織によって、ICTは歯槽骨から隔てられていることがわかります（**図5a**）。一方、周囲炎においては、炎症は骨髄にまで影響を及ぼしていることが認められます（**図5b**）。

先述のとおり、歯周炎と周囲炎には骨吸収をともなうという類似点がありますが、炎症が直接骨まで及ぶかどうかという点では違いがあるのです。この大きな違いは、健康な結合組織と歯根膜の存在によるものだと考えられます（**図5c**）。このような解剖学的な違いからも、**インプラント周囲では感染に対する抵抗性が弱い**のではないかと考えられています。

図5 歯周炎発症時の歯周組織と周囲炎発症時のインプラント周囲組織の違い

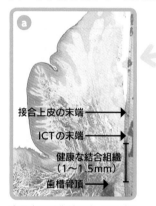

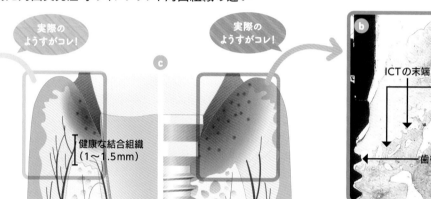

歯周炎の顕微鏡写真。ICTが形成され、骨吸収が起きていることから、歯周炎はたしかに存在しているが、ICTと歯槽骨頂との間は健康な結合組織で隔てられている。

歯周組織ではICTがあっても健康な結合組織や歯根膜があるため、炎症が骨に波及することはない。一方、インプラント周囲組織では、ICTが骨に隣り合って存在し、骨に直接炎症が波及する。

周囲炎の顕微鏡写真。ICTと歯槽骨頂との距離が近く、炎症が骨髄にまで影響を及ぼしているようすがみられる。

（図5a、bは文献6より転載、図5cは文献6を参考にした模式図）

周囲炎では、炎症が短期間で急速に進行する

感染に対する抵抗性が弱いことから、周囲炎が急速に進行することを示したエビデンスがあります。Zitzmannら（2004）は、Lindheら（1992）[5]と同じように、犬の口腔内で実験的に周囲炎を引き起こし、そこから治療をしないまま1年間の観察を行いました[7]。結果、埋入された21本のインプラントのうち、16本のインプラントで骨吸収が認められました（**図6**）。さらに、2mm以上の骨吸収があった4本のうち、2本のインプラントが完全にオッセオインテグレーションを失い、抜けてしまいました。

このように、たった1年でここまで進行してしまう可能性があることをふまえると、インプラント周囲をしっかりとモニタリングしつづけ、もしも周囲炎の明確な症状を認めたら、早期に介入することが大切だと考えられます。

図6 1年間で多くのインプラントで骨吸収が生じた

21本中、16本のインプラントで骨吸収が認められた。

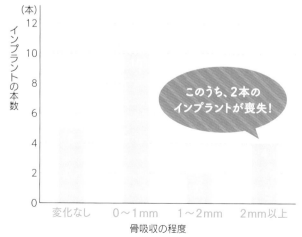

このうち、2本のインプラントが喪失！

（文献7より引用改変）

Case Presentation

周囲炎の治療は難しい!

ここでは、他院でインプラントを埋入し、患者さんによるセルフケアが多少なりとも行われていたにもかかわらず、周囲炎を発症して当院に来院されたケースをご紹介します。

患者さんの基本情報

年齢	68歳(初診時2014年5月)
性別	女性
全身的既往歴	高脂血症、高コレステロール剤服用中

歯科的既往歴	2008年に他院で左下臼歯部のインプラント治療を受けた。しかし、同院では、定期健診を特に勧められることもなく、清掃方法も教わらなかった。そのため、自己流でブラッシングをがんばってはいたものの、歯間ブラシなどを使ったことがなかった。ブラッシング時に $\overline{7}$ のヒーリングアバットメントがゆるんでいることに気づき、当院を受診された。

初診時の口腔内写真(2014年5月)

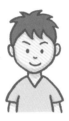

これらのインプラントがどのような状態かを把握し、診断を下すには、プロービングとエックス線写真撮影による検査が欠かせません。

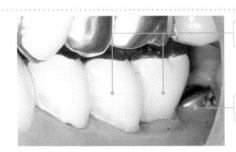

セメント固定式補綴（AQBインプラント）

ヒーリングアバットメント（Frialit II インプラント）

初診時のプロービング値、エックス線写真(2014年5月)

エックス線写真の所見から、インプラント周囲辺縁骨が明瞭ではなく、周囲骨が吸収していることが確認できたため、周囲炎と診断、外科的介入が必要と判断した。

6mm以上の深いポケットでかつBOP（+）は危険水域とみなされます[8]。これに該当する場合は、エックス線写真撮影を行い、骨吸収が起こっているか否かをチェックします。

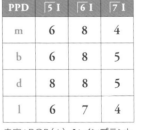

PPD	$\overline{5}$ I	$\overline{6}$ I	$\overline{7}$ I
m	6	8	4
b	6	8	5
d	8	8	5
l	6	7	4

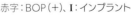
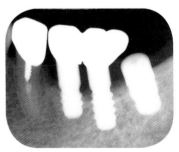

赤字：BOP（+）、I：インプラント

外科的介入による治療(2014年7月)

インプラント周囲の炎症性結合組織を除去後、よく観察してみたところ、インプラント周囲の著明な骨破壊が認められ、拡大下ではインプラント表面に石灰化物とプラーク様のバイオフィルムと考えられる付着物が確認できた。

もともとAQBインプラントはハイドロキシアパタイトでコーティングされているため、同部の汚染されたインプラント表面を清掃するためにステンレス製の回転式マイクロブラシを使用し、その後ガーゼで徹底的に清拭、縫合を行った。仮着セメントで固定されていると患者は聞いていたようだが、リムーバーで撤去することはできず、治療のための器具のアクセスはかなり困難だった。

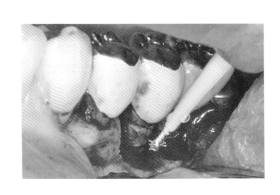

外科的介入による治療（2014年7月）

インプラント体表面をしっかりと清掃後、フラップを復位したところ。炎症性結合組織を除去して縫合しているため、ボリュームが少なくなり、結果的に根尖側にフラップが移動していることがわかる。

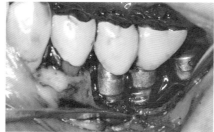
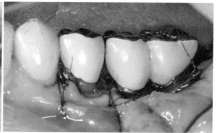

術後のプロービング値、エックス線写真、口腔内写真（2014年12月）

術後5ヵ月後のプロービング値では大きな改善がみられ、健康なインプラント周囲組織を取り戻していることが示唆される。また、エックス線写真では辺縁骨がより明瞭に写っており、インプラント周囲の炎症が消退し、エックス線不透過性が増していることがわかる。口腔内所見からは、全体的に歯肉が退縮し治癒していることが認められる。セルフケアが行き届いているため、粘膜は健康な状態を保ち、プローブで擦過しても、出血は認められない。

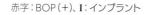

PPD	5̄ I	6̄ I	7̄ I
m	3	4	3
b	2	3	2
d	3	3	4
l	2	3	2

赤字：BOP（＋）、I：インプラント

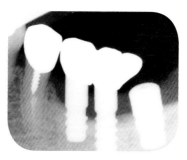

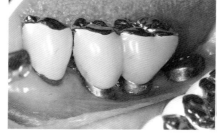
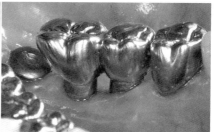

あなたの患者さんは
こんなことに
なっていませんか？

今回の患者さんの問題点・疑問点

7̄ のインプラントははたして必要だったのか
7̄ のインプラントにはヒーリングアバットメントのみが装着され、補綴装置は装着されていなかったため、6̄ 補綴装置の遠心歯冠の下に潜り込むようになっていました。これでは清掃性が悪くなっているだけであり、必要性に疑問を感じます。

インプラントの適切な管理について前医で聞いていなかった
患者さんは前医で定期健診を特に勧められることもなく、清掃方法も教えてもらっていませんでした。それゆえに、インプラント周囲病変を悪化させてしまったと考えられます。

プロービングを受けたことがなかった
P.14でご説明するとおり、インプラント周囲組織の状態を把握するためにはプロービングが不可欠ですが、残念ながら当院に来院されるまで天然歯周囲のみならず、インプラント周囲のプロービングを受けたことがなかったようです。

幸い、本症例は治すことができましたが、治療が困難であったことは事実であり、つねにこのような結果を得られるかどうかはわかりません。実際、現時点では、周囲炎の治療の成功基準をPPD≦4または5 mm、BOP（－）、エックス線的には術前と比べ骨が安定または増加している状態と定義すると、**周囲炎に罹患したインプラントのうち4～6割しか治癒に導くことはできない**と考えられており[9-13]、ひとたび周囲炎に罹患させてしまうと、患者さんに「周囲炎は治せますよ」とは到底言えない状況と考えられます。これほど恐ろしい周囲炎に罹患させないようにするには、その前駆状態である周囲粘膜炎をコントロールすることがもっとも大切であり、定期的なメインテナンス、そして患者さん自身によるプラークコントロールが重要です。

歯肉炎 VS 周囲粘膜炎

・・ 周囲粘膜炎は、非外科的治療で改善に導きやすい!

Máximoら（2009）は、健康なインプラントと、周囲粘膜炎を発症したインプラントにおいてインプラント周囲細菌数と細菌分布を調べ、円グラフで示しました（図7）[14]。周囲粘膜炎のほうは、治療前（ベースライン）と非外科的治療3ヵ月後の2回調べています。円グラフが大きいほど、細菌数が多いことを示しています。この結果、周囲粘膜炎において、

ベースラインでは細菌数が多く（円グラフが大きく）、red complex[※2]が多くみられましたが、3ヵ月後には細菌数および細菌分布ともに健康な状態にかなり戻っています。

このことから、**周囲粘膜炎は可逆的であり、非外科的治療が有効**であることがわかります。

図7 非外科的治療前後のインプラント周囲細菌数と細菌分布

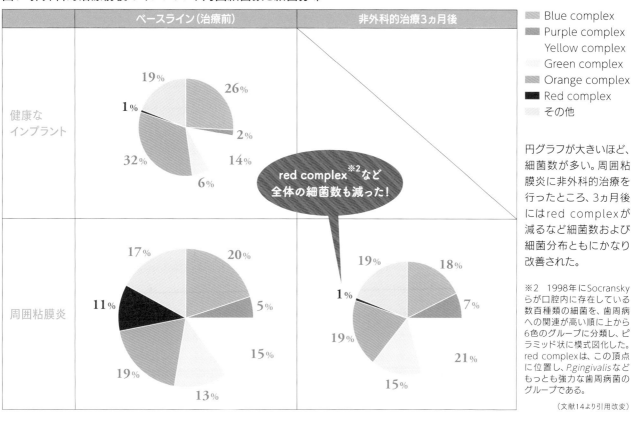

円グラフが大きいほど、細菌数が多い。周囲粘膜炎に非外科的治療を行ったところ、3ヵ月後にはred complexが減るなど細菌数および細菌分布ともにかなり改善された。

※2 1998年にSocranskyらが口腔内に存在している数百種類の細菌を、歯周病への関連が高い順に上から6色のグループに分類し、ピラミッド状に模式図化した。red complexは、この頂点に位置し、*P.gingivalis*などもっとも強力な歯周病菌のグループである。

（文献14より引用改変）

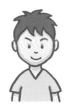

周囲粘膜炎から患者さんを守れるのはDH

ここまで見てきたとおり、周囲粘膜炎は可逆性であり、完治させることができる病気です。そのためには、まず早期発見が重要ですが、これは日頃からメインテナンスで患者さんを診ている歯科衛生士が適任です。異変に気づき、必要に応じて歯科医師にエックス線写真撮影を依頼し、周囲粘膜炎かどうか診断してもらうことが大切です（P.14～18参照）。次に、適切な治療によって治癒に導くことが必

要ですが、周囲粘膜炎の場合は非外科的治療が第一選択肢となり、主な担い手は歯科衛生士となります（第2章参照）。これらをふまえると、歯科衛生士だからこそ、患者さんと二人三脚で周囲粘膜炎を改善させることができるのです。まさに、歯科衛生士が患者さんのインプラントを守っているといっても過言ではありません。

メインテナンスで
周囲粘膜炎を見逃さない

周囲粘膜炎かどうかを最終的に診断するのは歯科医師ですが、その診断を仰ぐためには、
歯科衛生士の皆さんによるスクリーニングが不可欠です。ここでは、その方法をまとめます。

1 インプラントに即したプロービング

インプラントでもプロービングは不可欠! だけど……

プロービングは、出血の有無（Bleeding On Probing：BOP）によって歯周組織の炎症状態を知ることができる、手軽でいい方法です。天然歯の場合、ある程度腕に自信のある歯科衛生士さんであれば、プローブ1本で歯周組織の状態は把握できると思います。というのも、天然歯の歯肉縁下の形態を頭に描きながら、歯根に沿ってポケット底部までうまくプローブを挿入できるからです。また、歯肉溝の深さ（Probing Pocket Depth：PPD）が3mm以下であれば健康というはっきりとした基準値が存在するため、歯槽骨の吸収の程度もエックス線写真を撮影せずとも見当をつけることができます。

インプラント周囲組織においても、組織の状態を把握するためにプロービングが非常に有用であることは疑う余地はありませんが、残念ながら、天然歯と同じようにうまくいくわけではありません。それゆえに、「インプラント周囲組織の状態の把握にプロービングは不要」、もしくは「むしろ害になるため行ってはいけない」という意見をよく耳にします。なかには、インプラント周囲溝にエアーを吹き付けて、「エアーで歯肉が開くようであればプロービングをする」という考え方で検査をされている方もいらっしゃいます。

一方で、天然歯のプロービングとインプラントのプロービングをまったく同じものと捉えることも難しいでしょう。したがって、インプラントのプロービングの注意点を念頭に置いたうえで、正しい考え方のもとで実施する必要があります。

注意点 1 インプラントの歯肉縁下の形態は、天然歯とぜんぜん違う!

インプラントにおける天然歯歯根に相当する部分は、多くの場合、インプラント体（フィクスチャーと呼ばれる骨内の部分）とアバットメント（歯肉貫通部分）の2ピース構造になっています（図8）。おおよそ歯の中心部分に位置していることが多いのですが、そうではない場合もあります。さらにやっかいなのはアバットメントで、その形態は十人十色、いえ千差万別と言っても過言ではないバリエーションがあり、天然歯の歯肉縁下の形態とはかけ離れた形状をしていることがほとんどです（図9）。このことから、皆さんがこれまでの経験で培ったプロービングの技術や解剖学の知識が、インプラントにおいてはなかなか発揮しにくいのが実情です。

注意点 2 上部構造を装着したままだと、大きな誤差が生じることも!

プローブを用いてインプラント周囲のPPDを測定する際、上部構造が装着されている場合大きな誤差が生じることがあります。ある文献では、上部構造を装着した状態と、外した状態でのPPDの一致度はわずか24%であり、一致しないものは実際の深さよりもオーバーにもアンダーにも測定されたという報告があります[15]。

図8 インプラントの構造

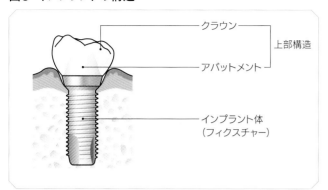

インプラントでは、歯根部がインプラント体（フィクスチャー）と
アバットメントの2ピースのものが大部分を占める。クラウンは、
セメントもしくはスクリューでアバットメントに固定されている。
このクラウンとアバットメントの両者を差して上部構造と呼ぶ。

図9 前歯部インプラントアバットメントのバリエーション

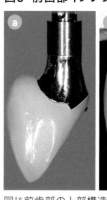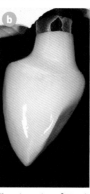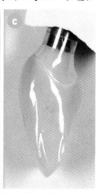

同じ前歯部の上部構造でも、インプラント体の埋入ポジション
はさまざまある。そのため、歯肉縁下のアバットメントの形状や
素材は症例によって大きく異なる。(写真提供：鈴川雅彦先生／
AICデンタルクリニック)

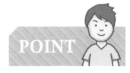

天然歯のプロービングとの違いを認識して取り組む

［その1］大まかな検査と、正確な検査に分けて考える

　注意点2で挙げたように、上部構造を装着したままだと大きな誤差が生じるため、でき
ればプロービングの際は上部構造を外すことが理想です。しかしながら、上部構造を歯科
医師に外してもらうことが難しい場面もあるかもしれません。そこで、インプラント周囲
の炎症を診る大まかな検査と、PPDを診る正確な検査を分けて考えるとよいでしょう。

炎症状態を検査する場合

　インプラント周囲の炎症指標である、改良歯肉炎指数
（modified Gingival Index：mGI）で出血の程度をスコアリ
ングしましょう（表1）[16]。炎症状態だけを調べるのであれば、イ
ンプラントのポケットではなく、インプラント周囲の辺縁粘膜を
プローブで触れることで検査できるので、必ずしも上部構造を
外さなくても把握することは可能です。

表1　mGIの評価基準

スコア	判定内容
0	インプラントに隣接した粘膜縁に沿ってプロービングした際に、出血がない
1	孤立した出血点がみられる
2	インプラント辺縁粘膜に沿った線状の出血
3	著明な出血

臨床研究で多く用いられるmGIのスコア。インプラント1歯ごと、ある
いは1歯を4点で、周囲歯肉の炎症を評価する（ポケットの深さを評価
するのではない）。

（文献16より引用改変）

PPDを検査する場合

　上部構造が装着されたままではクラウンの豊隆にプローブが
干渉するため、正確な検査は期待できません（図10a）。プロー
ビングでPPDを正確に計測するのであれば、労を惜しまず、や
はり上部構造を外さなければなりません（図10b）。

図10　上部構造の有無で、ポケットへのアクセスが違う

外していない状態　　　　　外した状態

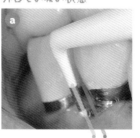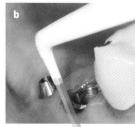

本来の挿入位置
実際の挿入位置

インプラント周囲組織は歯周組織に比べてより脆弱なので、天然歯におけるプロービング圧（0.25N）と同じ強さでプローブを入れてしまうと、組織が破壊されてしまう恐れがあります。したがって、インプラントのプロービングをする際は、天然歯と同等か若干弱めの圧でインプラント周囲溝内に少しだけプローブを挿入するようにしましょう。

[その3] 偽陽性を恐れずに、偽陰性を見逃すな

インプラントのプロービングでは、前出の文献15により、実際よりもオーバーに測定される、つまりポケットではないところに突き刺している可能性があるため、偽陽性（実際に炎症はないにもかかわらず、誤って炎症があるとみなすこと）もあり得ます。確かに、炎症の有無を正確に判定するに越したことはありませんが、だからといって、偽陰性（実際には炎症があるにもかかわらず、誤って炎症がないとみなすこと）を生じさせてしまうことは絶対に避けなければなりません。偽陰性を見逃すくらいなら、偽陽性による取り越し苦労は想定内と思いながらプロービングしたほうがいいでしょう。

プラス1アドバイス プローブは、普段使っているステンレス製でもOK!

インプラント周囲で使うプローブについて、これまではプラスチック製のものが推奨されてきました。というのも、アバットメントが金合金でできていた頃は、ステンレスのプローブで傷をつけるのを避ける必要があったからです。しかし、現在のアバットメントはチタン製やジルコニア製が主流となり、その心配も不要となりました。筆者としては、太くて使い慣れていないプラスチック製を用いなくとも、いつも手元にあって、日頃から使い慣れたステンレス製のものでよいかと思います（図11）。

図11 プラスチックプローブと一般的なプローブ

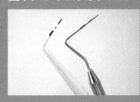

インプラント周囲のプロービングに推奨されてきたプラスチックプローブ（左）と、一般的なステンレス製のプローブ（右）。

---

2 上部構造の形態をチェックする

歯肉縁上と縁下の幅の違いが、清掃のしやすさを左右する

ほとんどのインプラント体はその構造上、天然歯よりも細い円柱形をしています。そのため、天然歯同等の大きさのクラウンが装着されているとしたら、歯肉縁下のアバットメントからクラウンにかけての豊隆（カントゥア）は、天然歯よりも強いカーブを描くオーバーカントゥアの状態になるため（図12）、近遠心的にも頬舌的にも歯頚部付近は磨きにくくなります（図13）。オーバーカントゥアによる影響は、プラークコントロールはもとより、上部構造をセメントで合着、または仮着する場合のセメント残留とも大きく関係があると言われています[17]。

図12 天然歯とインプラントの歯根径の違い

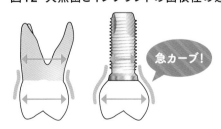

急カーブ!

インプラントの上部構造が天然歯と同等のクラウン形態だとしても、インプラント体はクラウンより細い円柱状になっていることから、天然歯以上に歯肉縁下にかけて強いカーブを描く。これが清掃器具のアクセスの困難さにつながる。

図13 インプラント上部構造のカントゥア

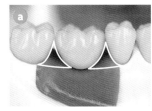
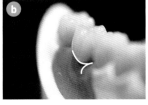

インプラント上部構造は天然歯と比較して下部鼓形空隙は広く、頬舌的にも歯頚部付近の豊隆は強くなる傾向にある。

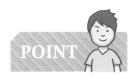
カントゥアの形態を確認し、清掃性を把握しておく

自院で装着した場合

　装着前に上部構造の形態を確認したり、上部構造制作時の作業模型を確認することで、大まかな形態を把握しておくことができます。また、上部構造が外せるタイプであれば、歯科医師に依頼して外してもらい、内側の状態を診ましょう。中には、上部構造を外してみたら裏面にプラークがベッタリ付着していたり（**図14**）、インプラント体とアバットメントの接続部にまでプラークが侵入していることもあります（**図15**）。

図14　プラークがベッタリ

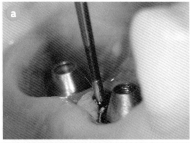
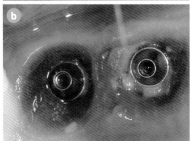
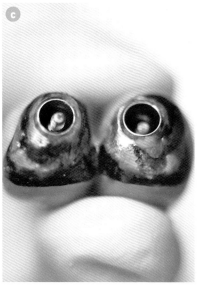

炎症所見を認めた上部構造を外してみると、底部には多量のプラークが付着していた。この症例では前方のインプラントが周囲炎に罹患していた。

図15　接続部にまでプラークが侵入

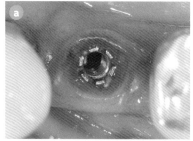
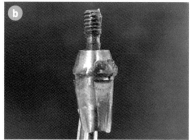

インプラント体とアバットメントの接続部は、天然歯にはないインプラント特有の環境である。この症例では、接続部にプラークが侵入し、さらにはアバットメントにもプラークが付着していることがわかる。

他院で装着した場合

　まずは、エックス線写真で歯肉縁下の形態を推し量るしかありませんが、この場合もできれば上部構造は外して診たほうがいいです。上部構造が外せるかどうか、治療した医院に問い合わせをするなどして確認しておくほうがよいかと思います。

プラス1アドバイス　複数本埋入されている場合、中間のインプラントに要注意!

　4本以上のインプラントが埋入されている場合に、周囲炎の発症率が高いという報告があります[18]。実際、筆者の臨床経験上でも、複数本のインプラントが連続して埋入されて上部構造が連結されている場合、中間のインプラントに周囲炎を発症しやすいように感じます（**図16**）。これは単にプラークコントロールに起因する問題ではないかもしれませんが、歯科衛生士の皆さんにも目を光らせておいていただきたいと思います。

図16　中間のインプラントの炎症

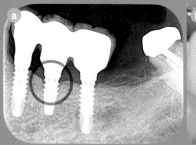
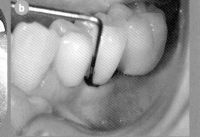

中間のインプラントに骨吸収を疑うエックス線写真と、同部位にプロービングをしている口腔内写真。mGI（P.15）のスコアは2で、周囲炎の可能性がある。

3 エックス線写真撮影を依頼する

・・ ソーサライゼーションに惑わされるな

インプラントの場合、上部構造装着後最初の1年でインプラント体とアバットメント境界付近の骨が少しだけ吸収する、ソーサライゼーションという現象が生じることがあります（図17）。これは正常な状態でも見られる現象です。したがって、継時的な骨吸収を診る際は、上部構造装着1年後のエックス線写真における骨レベルを基準とすることが多いのです。

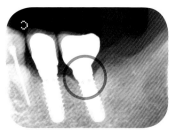

図17
ソーサライゼーション
インプラント体とアバットメントの接合部から逃げるように辺縁部の骨が盃状に吸収する現象を、ソーサライゼーションという。

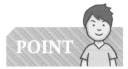

POINT 定期的に撮影し、以前との変化を比較する

エックス線写真撮影の目的は、インプラント周囲における骨吸収の有無の確認、周囲炎に罹患していないかどうかの確認です。もちろん不要な被爆は回避するべきですが、インプラント周囲における骨吸収の状態を把握しなければ、周囲粘膜炎はおろか、周囲炎を見逃してしまいます。ですので、継時的なエックス線写真撮影は欠かせません。炎症が認められた場合はもちろんのこと、問題がないと思われる場合でも、年に1度はエックス線写真の撮影を歯科医師に依頼しましょう。

また、先ほどご紹介したソーサライゼーションと初期の周囲炎による骨吸収を1枚の写真だけで見分けるのは非常に困難です。絶えず前回、前々回の写真と比較する癖をつけましょう。

プラス1アドバイス エックス線写真に頼りすぎないことも必要

インプラントの頬舌骨のわずかな吸収についてはエックス線写真ではわかりません。エックス線所見で骨吸収が明らかでなかったとしても、出血や排膿などの炎症所見を認めたり、肉眼的にいつもと違うと感じたら、周囲炎を疑います（偽陽性かもしれませんが）。その場合は、上部構造を外してプロービングをするか、通常よりも短い期間でメインテナンスのアポイントをとるようにしましょう。

〈引用文献〉
1. 厚生労働省. 平成23年歯科疾患実態調査. http://www.mhlw.go.jp/toukei/list/dl/62-23-01.pdf（2020年2月27日アクセス）
2. Atieh MA, et al. The frequency of peri-implant diseases: a systematic review and meta-analysis. J Periodontol 2013;84(11):1586-1598. PMID 23237585
3. 大月基弘. 知っておきたいインプラント治療のCurrent Topics：[1]スウェーデン発!Review：インプラント周囲病変との対決. the Quintessence 2011;30(8):54.
4. Berglundh T, et al. Soft tissue reaction to de novo plaque formation on implants and teeth. An experimental study in the dog. Clin Oral Implants Res 1992;3(1):1-8. PMID 1420721
5. Lindhe J, et al. Experimental breakdown of peri-implant and periodontal tissues. A study in the beagle dog. Clin Oral Implants Res 1992;3:9-16.
6. Jan Lindhe, Thorkild Karring, Niklaus P. Lang（編著）, 岡本 浩（監訳）, Lindhe 臨床歯周病学とインプラント 第4版［インプラント編］. 東京：クインテッセンス出版, 2005：1105-1106.
7. Zitzmann NU, et al. Spontaneous progression of experimentally induced periimplantitis. J Clin Periodontol 2004;31(10):845-849. PMID 15367187
8. Fransson C, et al. Clinical characteristics at implants with a history of progressive bone loss. Clin Oral Implants Res 2008;19(2):142-147. PMID 18184340
9. Carcuac O, et al. Adjunctive Systemic and Local Antimicrobial Therapy in the Surgical Treatment of Peri-implantitis: A Randomized Controlled Clinical Trial. J Dent Res 2016;95(1):50-57. PMID 26285807
10. de Waal YC, et al. Prognostic indicators for surgical peri-implantitis treatment. Clin Oral Implants Res 2015 Mar 29. doi: 10.1111/clr.12584. PMID 25818042
11. Serino G, Turri A. Outcome of surgical treatment of peri-implantitis: results from a 2-year prospective clinical study in humans. Clin Oral Implants Res 2011;22(11):1214-1220. PMID 21309860
12. Charalampakis G, et al. A follow-up study of peri-implantitis cases after treatment. J Clin Periodontol 2011;38(9):864-871. PMID 21770994
13. Leonhardt A, et al. Five-year clinical, microbiological, and radiological outcome following treatment of peri-implantitis in man. J Periodontol 2003;74(10):1415-1422. PMID 14653386
14. Máximo MB, et al. Short-term clinical and microbiological evaluations of peri-implant diseases before and after mechanical anti-infective therapies. Clin Oral Implants Res 2009;20(1):99-108. PMID 19126114
15. Serino G, et al. Probing at implants with peri-implantitis and its relation to clinical peri-implant bone loss. Clin Oral Implants Res 2013;24(1):91-95. PMID 22462625
16. Mombelli A, et al. The microbiota associated with successful or failing osseointegrated titanium implants. Oral Microbiol Immunol 1987;2(4):145-151. PMID 3507627
17. Vindasiute E, et al. Clinical Factors Influencing Removal of the Cement Excess in Implant-Supported Restorations. Clin Implant Dent Relat Res 2015;17(4):771-778. PMID 24224895
18. Derks J, et al. Effectiveness of Implant Therapy Analyzed in a Swedish Population: Prevalence of Peri-implantitis. J Dent Res 2016;95(1):43-49. PMID 26701919

〈参考文献〉
1. 大月基弘, 鈴木秀典, 横谷亜希子, 加藤啓介. インプラント治療におけるメインテナンスとホームケア ―バトラーインプラントケアシリーズ―. 新聞QUINT 2016年4月号.

第2章

適切に対応し、確実に改善させる

天然歯における歯周炎と比べて、炎症の進行はより急性的で大きく広がる周囲炎。その治療は外科的治療をともなううえに、必ずしも完全に治すことはできません。ひとたび周囲炎に罹患してしまうと、健康な状態に戻すことは難しいのが現状です。

本項では、いざ周囲粘膜炎に遭遇してしまったとき（周囲粘膜炎かもしれないと思ったとき）に、どのように対応したらよいか、その方法について解説します。

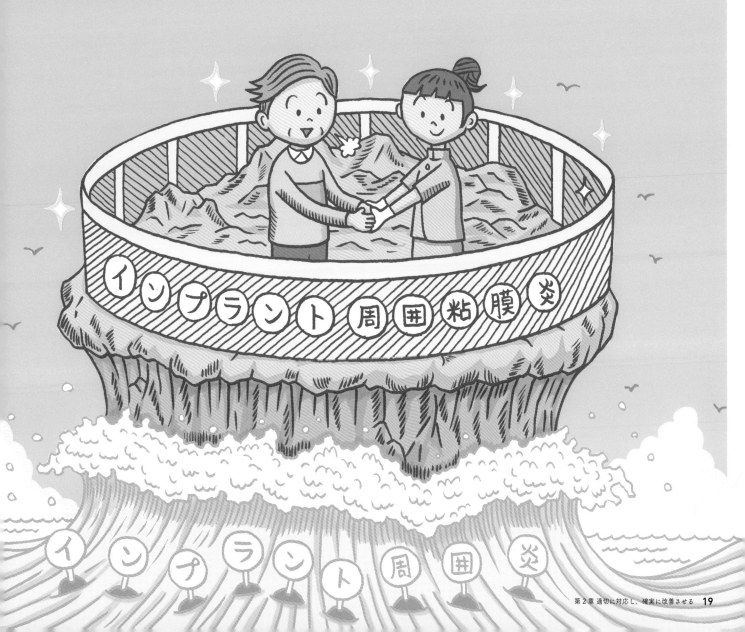

周囲粘膜炎を見つけたときにDHがすべきこと

検査の結果、周囲粘膜炎を発見した際に、歯科衛生士の皆さんに
実践していただきたいことについて実例をもとにまとめます。

Step 1 周囲粘膜炎に陥った原因を見極めたうえで、対応する

　周囲粘膜炎の原因には、直接的にも間接的にもプラーク
が関与しています。周囲粘膜炎を疑ったインプラント上部
構造を外して、アバットメントを観察すると、ほとんどの
ケースでプラークの沈着を認めます。

　そこで、まず歯科衛生士の皆さんが見極めないといけな
いのは、周囲粘膜炎に陥った原因です。考えられる状況と
しては、少し乱暴ではありますが、以下の2パターンに大
別できます。

①セルフケアの技術に問題があり、プラークコントロー
ルができていない場合
②セルフケアには問題ないが、プラークコントロールが
難しい上部構造の場合

　原因がどちらにあるかによって、当然のことながら対応
は異なります。自院の患者さんであれば、担当の歯科衛生
士さんはその人のセルフケアの技量についてよくわかって

いると思いますが、他院でインプラント治療を受けて来
院された患者さんの場合はヒアリングが必要です(**表2**)。
なかには、治療を受けて以来、メインテナンスを受けたこ
とがない患者さんや、清掃指導を受けていないという方も
いらっしゃるのが現状です。

表2　他院で治療を受けた患者さんへの質問項目

● いつ頃インプラント治療を受けたのか
● 治療後はどれくらいの間隔でメインテナンスを受けたか
● メインテナンスの内容はどのようなものだったのか
● 清掃指導はどのようにされたか
など

これらの内容を聴取したうえで、他の部位の清
掃状況も含めてセルフケアの技量を判断する。

セルフケアの技術に問題があり、プラークコントロールができていない場合
清掃アイテムの検討を含め、OHIで改善しましょう。

　これこそが歯科衛生士の腕の見せどころ、口腔衛生指導
(OHI)＊を行いましょう。インプラントを植立している部位
は、当然のことながら天然歯を喪失した部位です。喪失の原
因はさまざまでしょうが、前歯部の外傷等を除けば、該当部
位では細菌感染のリスクが高いことを患者さんにも認識して

もらわなければなりません。周囲粘膜炎であれば少しの努力
で改善できること、逆に悪化させてしまえば、元の状態には
戻せなくなることをご理解いただき、これまでよりも清掃能
力を上げていただきましょう。必要があれば、清掃アイテム
を変更・追加していただく場合もあります(**図18**)。

＊ TBI（Tooth Blushing Instruction）は一般的な用語ではなく、国際的に広くOHI（Oral Hygiene Instruction）が使わ
れている。本書では、正しい用語の使い方を重視し、OHIと表記した。

図18 清掃アイテム別セルフケア指導例

タフト
ブラシ

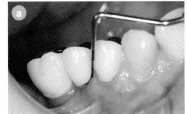

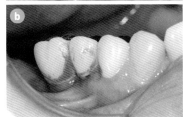

このように
指導
しました！

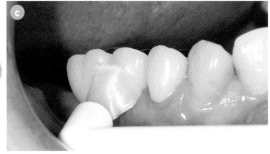

左上臼歯部の周囲粘膜炎が疑われた症例。歯頚部のプラークコントロールに問題があった。

歯ブラシに加えて軟毛のタフトブラシを使用してもらう指導を行った。軟毛のタフトブラシは歯頚部に正確に沿わせなくてもラバーカップのように毛束がひろがるため、不器用な人でも比較的使いやすい。

デンタル
フロス

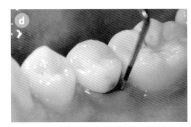

このように
指導
しました！

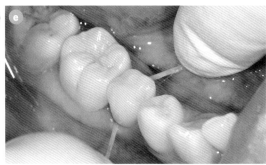

骨レベルが高く、歯間乳頭が維持されている永久歯先天欠損の症例。舌側遠心に炎症があった。

デンタルフロスの使用を習得してもらった。歯肉縁下にフロスを滑り込ませるように指導した。

歯間
ブラシ

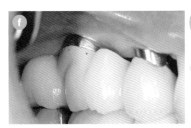

このように
指導
しました！

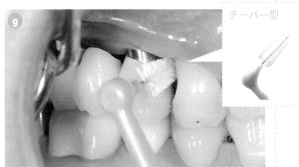
テーパー型

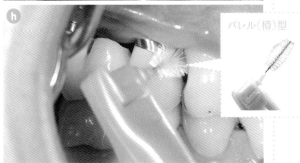
バレル（樽）型

臼歯部の歯間空隙が広い症例。

インプラント専門医からのアドバイス

セルフケアの技術向上は、治療前がベスト

　できれば、インプラント治療に入る前の段階で、患者さんの清掃能力の向上もしくは改善を図っておくことが理想です。あまりにセルフケア能力に問題があれば、インプラント治療の計画そのものを見直す場合もでてきます。

このような症例では、歯間ブラシの使用は不可欠。空隙の大きさや形態によって歯間ブラシの選択をする。このケースでは歯間空隙が広く、頬側・口蓋側の両側からテーパー型の挿入を指導していたが、バレル（樽）型に変更することで頬側からの挿入だけで同等の効果を期待した。

セルフケアには問題ないが、プラークコントロールが難しい上部構造の場合
上部構造の形態修正が可能かどうか検討しましょう。

これは少々事態が厄介です（図19）。自院で装着された場合、上部構造を外して簡単な修正を加えることで改善できるかもしれませんが、他院で装着された場合、まず上部構造を外せるかどうかの判断から必要になります。もし外せたとしても、修正で対応できなければ、再製作が必要に

なる場合もあり、患者さんにも費用が発生するかもしれません。この場合は、歯科医師とも患者さんとも十分な相談が必要です。上部構造を外すことができず、修正も再製もできない場合は、メインテナンスの間隔を短くして、プロフェッショナルケアで管理していくしかありません。

図19 こんな形態だとリスクが高い

オーバーラップ

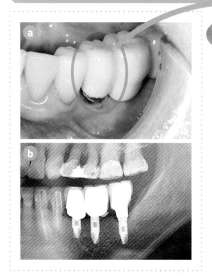

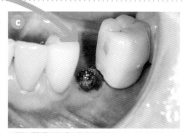
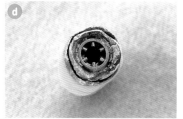

歯頚部付近の形態が歯肉にオーバーラップしているため清掃できない症例（他院で治療）。上部構造を外してみると、インプラントとの接合部周囲はとても清掃できる形態ではなかった。

不適切な埋入ポジション

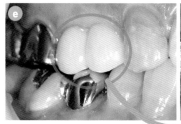
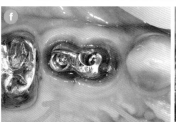
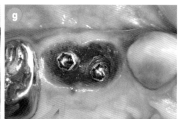
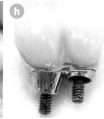

違和感があって歯間ブラシで清掃したものの挿入できないとの訴えで受診された患者（他院で治療）。恐る恐る上部構造を外してみたところ、埋入ポジションの失敗だった。これでは到底清掃はできない。

インプラント専門医からのアドバイス

上部構造の形態調整は、プロビジョナルレストレーションのうちに！

　このようなことを回避するためには、最終の上部構造が入る前の段階、すなわちプロビジョナルレストレーションを使用している期間に、患者さんがコントロールできる形態を十分に試行錯誤しておく必要があります。**できあがってしまったものをどう磨くかを考えること以上に、患者さんが磨ける上部構造を提供することが重要なのです。**

特にフロスは、清掃効果も十分なうえに、上部構造を外さずに使用できるのでオススメ！

Step 2 プロフェッショナルケアで除染する

　周囲粘膜炎に対し歯科衛生士が行うプロフェッショナルケアは、インプラント周囲のデコンタミネーション、すなわち除染です。とにかく、できうる限りの手を尽くしてインプラント周囲の感染源、特に炎症を引き起こしている歯肉縁下のプラークを除去します。場合によっては、上部構造を外してでもきれいにしなければなりません（**図20**）。

　しかし、実際のメインテナンスのチェアタイムの中で、**上部構造をその場ですぐに外せる場合は限られています**。上部構造を外す作業自体にも破損などのリスクがまったくないわけではありません。できれば上部構造を外さずに、歯肉縁下をきれいにしたい。そこでオススメなのが**フロス**です。フロスの有効性については**次ページ**で筆者が

行なった検証についてご紹介します[1]。インプラントの歯肉縁下の清掃については、これまでもさまざまな道具を用いて清掃することが試みられてきており、本来であればフロスとそれらの方法との効果の比較も検証しなければなりません。しかし、安価で手軽に、しかもいつでも使用できるフロスを用いない手はありません。プロフェッショナルケアはもちろん、上手に使える方であればセルフケアで使用していただくことも可能です。ただし、いったん骨吸収を起こし、インプラントの表面が露出したようなケースでは、フロスの残渣が周囲炎を惹起するとの報告もあります[2]。あくまでも**周囲粘膜炎までが対象**であり、周囲炎にはむしろ問題になる可能性がありますので注意が必要です。

図20 粘膜面にプラークが付着した結果、歯肉縁下は悲惨なことに

患者の自覚があった症例

デンタルエックス線写真では骨吸収は認めないものの（ⓐ）、違和感があると訴えられた症例。クラウンを外したところ（ⓑ）、辺縁に炎症所見を認めた。念のためにアバットメントを外してみると（ⓓ）、歯肉縁下相当部には多量のプラークが付着していた（ⓒ）。

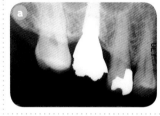
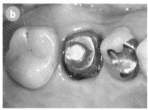
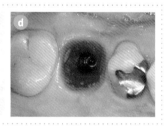
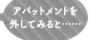

アバットメントを外してみると……

患者の自覚がなかった症例

デンタルエックス線写真では骨吸収は認めず（ⓔ）、患者に自覚症状はなかったものの、プロービングで約6mmの深さがあり、出血を認めたケース（ⓕ）。アバットメント歯肉縁下相当部には多量のプラークが付着し（ⓖ）、インプラント周囲溝内の粘膜も発赤している（ⓗ）。

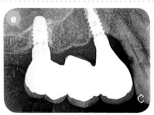
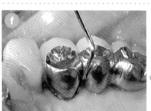
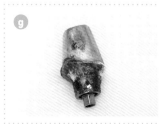
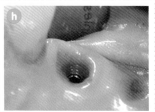

アバットメントを外してみると……

対象患者

同意の得られた2名の協力のもと、検証を行った。両者ともに下顎右側第一大臼歯部の単独埋入という点で共通しているものの、装着された上部構造の形状が異なっている。

症例1
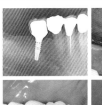
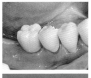

症例2
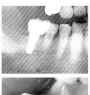
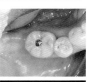
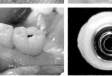

検証方法

まず、アバットメントを外し、アバットメント基底面（歯肉縁下相当部）に疑似プラークを塗布した。次に、口腔内にアバットメントを戻し、複数の清掃アイテム（図21）を用いてそれぞれ患者使用、術者使用として清掃した。両症例ともに、術者はインプラント専門歯科衛生士が担当した。最後に、アバットメントを再度外し、疑似プラークの除去率を計測して（図22）比較を行った。

図21 両症例で使用した清掃アイテム

❶ 症例1で患者使用
❷ 症例1で術者使用
❸ 症例2で患者・術者使用

歯ブラシ ❶ ❸
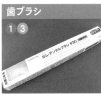
ガム・デンタルブラシ＃3C
（サンスター）

歯間ブラシ ❶ ❸

ガム・歯間ブラシL字型
（サンスター）

タフトブラシ ❶ ❸
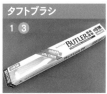
バトラー シングルタフト＃01M
（サンスター）

フロス ❷ ❸
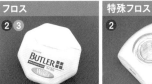
バトラー デンタルフロス
＃1150PJウィーブタイプ
ワックス付（サンスター）

特殊フロス ❷
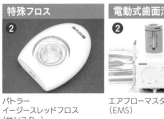
バトラー
イージースレッドフロス
（サンスター）

電動式歯面清掃用装置 ❷
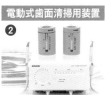
エアフローマスター
（EMS）

図22 除去率を計測
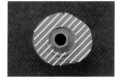

中央を除外した部分（斜線部）について、疑似プラークをどれだけ除去できたか計測した。

結果

両症例に共通して、もっとも歯肉縁下プラーク除去効果が高かったのはフロス類だった（図23・24）。これらはあくまで2症例の検証結果だが、フロスの歯肉縁下清掃能力は相当なものであることがわかる。一方で、この2症例で除去率が異なるように、アバットメントの形状による除去効果の差があることが示唆されたほか、近心遠心はともかく、頬側舌側の歯肉縁下にフロスは到達しているのかどうかという懸念もある。今後さらなる検証が求められる。

図23 アイテム別歯肉縁下プラーク除去率

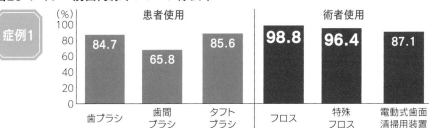

症例1

患者使用
- 歯ブラシ: 84.7
- 歯間ブラシ: 65.8
- タフトブラシ: 85.6

術者使用
- フロス: 98.8
- 特殊フロス: 96.4
- 電動式歯面清掃用装置: 87.1

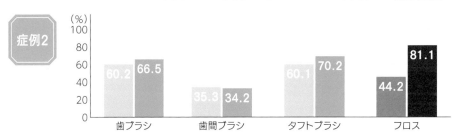

症例2

- 歯ブラシ: 60.2 / 66.5
- 歯間ブラシ: 35.3 / 34.2
- タフトブラシ: 60.1 / 70.2
- フロス: 44.2 / 81.1

■ 患者使用
■ 術者使用

症例1では、術者によるフロス類の歯肉縁下プラーク除去率はほぼ100％に近かった。一方、症例2においても、術者によるフロスの性能は高かった。しかし、患者がセルフケアで使用するには難しい可能性も見えた。

図24 アイテム清掃後の基底面の状態

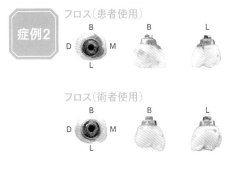

症例1　患者使用
歯ブラシ　歯間ブラシ　タフトブラシ
術者使用
フロス　特殊フロス　電動式歯面清掃用装置

症例2　フロス（患者使用）
フロス（術者使用）

症例2はフロスに関してのみ患者使用と術者使用で比較した。両症例ともに、フロスによる術者清掃では疑似プラークがほぼ除去できている一方、症例2の患者清掃では近心側と遠心側では結果が大きく異なった。

（検証に使用した写真は文献1より転載）

Step3 状況に応じて、メインテナンスの間隔を調整する

　メインテナンス中に周囲粘膜炎と診断した場合、明らかに上部構造に問題がある場合を除いて、まずは上部構造をそのままの状態（外さない）で、プロフェッショナルケアでできる限りの除染を行います。同時にOHIを行って患者さんにはセルフケアをがんばっていただきましょう。

　その後、数週間で経過観察を行い、改善が認められなければ上部構造を外して徹底的にきれいにします。上部構造を外した時には、上部構造を入念にチェックして、修正する必要があれば修正をして口腔内に戻します。多くの場合ここで改善が期待できますが、それでも改善がない場合は、プラークコントロール以外の問題があるかもしれませんので、歯科医師との相談が必要です。

　改善後のメインテナンスは、周囲粘膜炎の再発がないことが確認できるまでは通常よりも短い間隔でフォローアップが必要です。健康な状態が維持できていれば、徐々に本来の間隔に戻していくのがよいでしょう。

周囲粘膜炎の診断から改善までの流れ

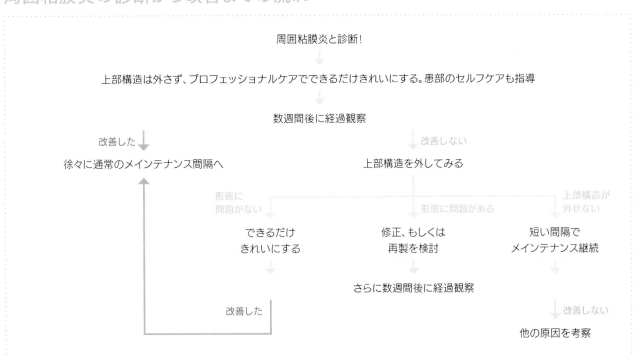

周囲粘膜炎と診断！

上部構造は外さず、プロフェッショナルケアでできるだけきれいにする。患部のセルフケアも指導

数週間後に経過観察

改善した → 徐々に通常のメインテナンス間隔へ

改善しない → 上部構造を外してみる

形態に問題がない → できるだけきれいにする

形態に問題がある → 修正、もしくは再製を検討

上部構造が外せない → 短い間隔でメインテナンス継続

さらに数週間後に経過観察

改善した

改善しない → 他の原因を考察

メンテで周囲粘膜炎は改善できる！

これまでにご紹介してきたノウハウをふまえれば、メインテナンスで周囲粘膜炎を改善させることは可能です。
その実際について、症例で見ていきましょう。

case 1 　歯周病治療が目的だったはずが、周囲粘膜炎も見つかった

（Case1の口腔内写真・エックス線写真は文献3より転載）

初診時の状態・検査（2010年9月）

年齢	60歳
性別	男性（スウェーデン人）
主訴	特になし（自覚症状も認められない）

喫煙歴	20年（20本／日）
全身的既往歴	特になし
歯科的既往歴	2年ほど前に前歯部の歯根破折のため、インプラント治療を受け、最終補綴終了後1年ほどになる。年に2〜3度、歯科衛生士によるメインテナンスを受けている。

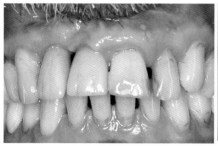
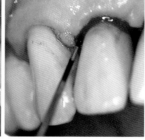
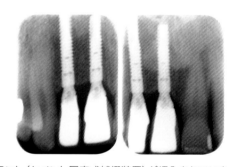

PPD	3	2I	1I	1
m	5	4	5	3
b	3	5	6	3
d	5	4	5	3
l	3	4	4	3

プラーク	24%
BOP	26%

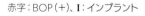
赤字：BOP（＋）、I：インプラント

21|にインプラント（セメント固定式補綴装置）が埋入されていた。インプラント治療部は最終補綴装置が入ってまだ1年だったが、プロービング時に著明な出血が認められた。全体的なプラークコントロールはそう悪くないものの、インプラント周囲までは行き届いていなかった。エックス線写真上、インプラント辺縁の骨吸収が認められなかった。

これらの検査結果から、広汎型中等度慢性歯周炎と周囲粘膜炎と診断した。他の歯周病罹患歯と同様、OHIを徹底し、非外科的治療を行い、4カ月後に再評価を行うこととした。

この症例は、スウェーデン留学中に治療したものです。一般開業医から歯周病治療の依頼をうけ、イエテボリ大学歯周病スペシャリストクリニックに紹介されました。

第1章で述べたように、インプラント周囲のプロービングは天然歯の場合よりも難しいので注意が必要です。具体的には、天然歯と同じか、少し弱い力（0.2N以下）で行います。クラウンのカントゥアが大きいと、それだけプロービングが難しく

なり、偽陽性が増えてしまいますが、コントロールされていない周囲粘膜炎に罹患している場合、プロービングを行うとすぐさま多くの出血が認められるのでわかりやすいです。一方で、インプラント周囲粘膜が健康で引き締まっており、プロービング時に適切な圧を感じ、ポケットが浅いにもかかわらず、ほんの少量の点状出血を認めることもあります。この場合は、臨床的に偽陽性と判定し、BOP（−）と判断することもあります。

OHI・非外科的治療（2010年9月）

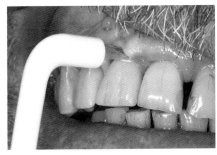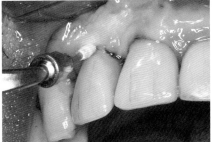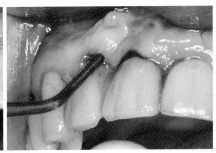

　OHIとしては、セメント固定式補綴装置が装着されており、アバットメント－クラウン界面が歯肉縁下にあるため、シングルタフトブラシをバス法のように若干ポケット側に向けて、弱圧でブラッシングをするように指導した。写真のように、毛先が少し歯肉縁下に入っ

ていることがポイントである。

　また、プラスチックチップを装着した超音波スケーラーとカーボンキュレットを使用して治療を行った。その後、0.2％のクロルヘキシジン含有マウスリンスを処方した。

　ここで補足しておきたいことがあります。この時は、カーボンキュレットも使用しましたが、縁下のデブライドメントを行う際、カーボンキュレットだとかなり厚みがあって操作しにくいこともあるため、現在筆者は使用していません。なかなか炎症が取れない場合や、アクセスが悪い場合は、通常のステンレスチップや手用キュレットを使用することもあります。この方法についてはアバットメントや補綴装置に傷がつくことが問題視されますが、それよりも周囲粘膜炎を治癒できないことのほうが大きな問題だからです。

　また、スウェーデンでは、0.2％のクロルヘキシジン含有マウスリンスを使用できるため、術後数日間痛みでブラッシングが難しいと思われる場合に使用していただくことがあります。一方、日本では最近、同様の状況が想定される場合、刺激が少なく使いやすいという理由から、アルコールフリーのリステリンを処方することもあります。いずれにせよ、1日2回のうがいをしていただき、通常のブラッシングができる状況になれば、マウスリンスの使用を終了します。

再評価時の状態・検査（2011年1月）

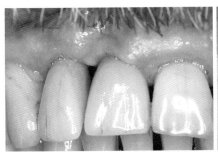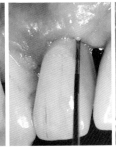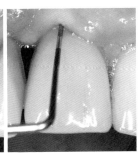

PPD	3⌋	2⌋I	1⌋I	⌊1
m	3	3	3	2
b	3	3	3	3
d	3	3	3	3
l	2	3	3	3

プラーク	7％
BOP	12％

赤字：BOP（＋）、I：インプラント

　周囲粘膜の炎症は消退し、健康な状態を取り戻している。歯肉退縮によってインプラント間のブラックトライアングルが若干大きくなっているものの、患者はローリップを呈しており、スマイル時にブラックトライアングルが見えないため、審美的側面に大きな影響は及ぼしていない。

　インプラント周囲のBOPは認められず、ポケット値も浅くなっている。プラークスコアも改善しており、今後安定した状態が期待できる。

初診時の状態・検査（2014年1月）

年齢	28歳
性別	女性
主訴	周囲炎かどうか検査してほしい
喫煙歴	特になし

全身的既往歴	特になし
歯科的既往歴	4年ほど前に歯根破折のためインプラント治療を受ける。その後、他院でメインテナンスのために診察を受けたところ「インプラント周囲炎にかかっているため、インプラントを除去して再治療が必要」と診断されたことに驚かれ、当院に来院された。

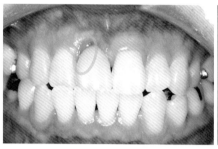
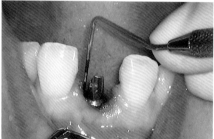
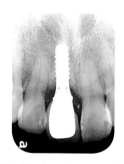

PPD	2	1|I	1	2
m	3	6	3	3
b	2	6	2	2
d	3	3	3	3
l	2	3	2	2

赤字：BOP（＋）、I：インプラント

　1|にインプラント（ソフトティッシューレベルインプラント、ストローマン）が埋入されており、インプラント部頬側粘膜に発赤が認められた。遠心歯頚部のカントゥアが強いため、清掃しにくい。一部で深いポケットと出血が認められ、特にポケットがもっとも深かった近心部では、インプラント—アバットメント界面が約3mm縁下にあることがわかった。一方、エックス線写真では、周囲炎に罹患しているような骨吸収を認めなかった（ストローマンのソフトティッシューレベルインプラントにみられる正常な辺縁骨レベルが認められる）ため、周囲粘膜炎と診断。OHI、非外科的治療に加えて、清掃性向上のため補綴装置の形態修正を計画、その後3ヵ月以降で再評価をすることとした。また、エックス線写真上でセメント様の残留物のような像も認められるため、治療中にその除去を試みることとした。

非外科的治療・補綴装置の形態修正（2014年1月）

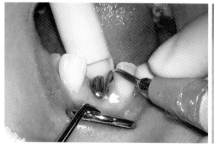
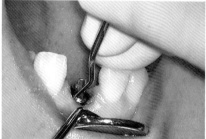
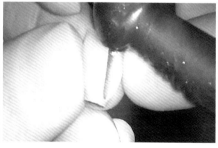

　幸い、セメント固定式補綴装置を外せたため、アバットメントレベルでインプラント周囲にアクセスすることができた。まず超音波スケーラー（スプラソンP-MAX2 スケーリングチップ#1S、白水貿易）でPモードの2〜3程度を使用し、軽圧でデブライドメントを行った。この際に、セメント様の残留物がポケットから出てきた。その後、インプラント表面をプローブで触り、若干の沈着物を感じる部位に対

しキュレット（LMエルゴミックス グレーシー ミニ #11-12［チタン］LM211-212 インプラント用、およびLMエルゴミックス グレーシー ミニ #13-14［チタン］LM213-214 インプラント用、ともに白水貿易）を使用し、さらにデブライドメントを行った。
　また、遠心歯頚部のカントゥアが強く、清掃しにくい形態になっていたため、クラウンの形態修正を行った。

再評価時の状態・検査（2014年10月）

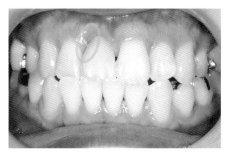

PPD	2	1|I	|1	|2
m	2	3	2	2
b	2	2	2	2
d	2	3	2	2
l	2	3	2	2

赤字：BOP（＋）、I：インプラント

セルフケアでは、通常の歯ブラシに加えて、歯間ブラシとフロスを組み合わせて実施してもらうよう伝えた。インプラント周囲のフロッシングも適切に行える程度のセルフケアの技量を身につけているため、インプラント周囲粘膜が引き締まった。形態修正によって遠心歯頸部のカントゥアを少なくしたために、清掃器具のアクセスがよくなっていることに注目。

おわりに ─周囲炎の発症予防がインプラントメインテナンスの最大の目的─

メインテナンスの和訳は「保守・点検・維持管理」です。文字どおり、私たちは患者さんに提供したインプラントを保守していかなければなりません。そして、歯科衛生士さんが維持管理できる限界が周囲粘膜炎なのです。インプラント患者さんを担当する歯科衛生士さんは、周囲粘膜炎を見逃さずに何としても進行を食い止め、健康な状態に戻すことが責務です。そのために、歯科衛生士さんに委ねられた点検項目がプロービングであり、プラークコントロールです。

また、何より意識をもっていただきたいことは、インプラントは私たち歯科医療側が提供したものであるということです。インプラント治療を提供した時点から、保守、管理下にあるべきものです。そのため、徹底して周囲炎の発症を予防することがメインテナンスの最大の目的です。

"Better safe than sorry（備えあれば憂いなし）"という言葉どおり、インプラントのメインテナンスは用心に越したことはないのです。周囲粘膜炎に目を光らせ、みなさんの努力ですべてのインプラント患者さんに、健康な周囲組織を提供していただきたいと切に願います。

こちらの歯肉には炎症所見がみられません。できればすべてのインプラント患者さんにこのような歯肉縁下環境を提供したいものです。

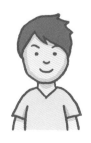

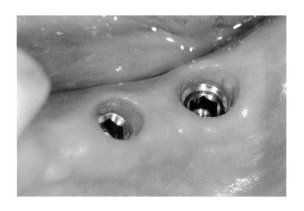

本書をつうじて、歯科衛生士にとって周囲粘膜炎のうちに対応することがいかに重要であるかを理解していただけたら幸いです。

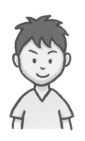

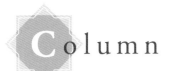

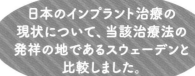

日本のインプラント治療の現状について、当該治療法の発祥の地であるスウェーデンと比較しました。

日本とスウェーデンで比較! インプラント治療の今

スウェーデンでのインプラント治療は保険適応! だけど……

ご存じのとおり、日本では特殊な症例を除き、インプラント治療は基本的に保険外診療です。一方、スウェーデンは、さすが高負担高福祉国家である象徴ともいえるかもしれませんが、インプラント治療は第一大臼歯部まで保険適応になっています。これは患者さんにとってかなりの福音と思えるかもしれませんが、そもそも税負担が大きいので手取り収入はかなり少なくなっています。そのため、保険適応になっているとはいえ、インプラント治療がかなり高額な治療と考えられていることは日本と変わりはありません。そのせいか、いくら説明をしていても、多くの患者さんが「インプラントは半永久的なもの」というイメージを持っていることも日本と同様です。

スウェーデン人は機能性、清掃性をより重視する傾向がある

インプラントの固定方法については二国間で大きく異なっています。スウェーデンでは昔から伝統的にスクリュー固定の補綴装置が好んで使われており、日本のようにセメント固定式が主流ではありません（ただし、最近は日本でもスクリュー固定式がかなり見直されてきています）。また、多くのスウェーデン人は、患者さん、歯科医療者ともにインプラントに過度な審美性を求めておらず、より機能性、清掃性を重視しています。シンプルな機能美を愛するスウェーデン人らしさがこんなところにも出てくるのですね。なお、同じヨーロッパでも、審美性に対する考え方には違いがあり、たとえばドイツ、スイス、イタリアなどでは、より審美性を重視したインプラント治療が脚光を浴びているように感じます。

日本では近年、インプラントオーバーデンチャーが注目されている

超高齢社会が進む日本では、インプラントオーバーデンチャーにも近年注目が集まっています。健康寿命を超え、セルフケアができなくなった時、インプラント周囲を清掃するのは介護者となりますが、オーバーデンチャーであれば、その清掃が容易と考えられるからです。また、万一問題が起こっても対応しやすいという側面があります。これに対し、スウェーデンでは、患者さんが死ぬまで固定性の歯でいたいという強い希望があることと、保険制度において固定性インプラント補綴と4本支台のインプラントオーバーデンチャーの費用に大きな差がないこともあり、治療計画にオーバーデンチャーという考え方がほとんどないようです。

このように、日本とスウェーデンの間では、制度や国民性の違いが治療方針の違いにも影響を与えていることがわかります。なお、両国のインプラント事情については、『Quintessence DENTAL Implantology』2016年1月号[4]でも詳しくまとめていますので、ぜひご覧ください。

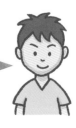

比較項目	日本	スウェーデン
人口	約1億2,700万人	約975万人
国土面積	38万km²	45万km²
人口密度	337人／km²	20人／km²
社会状況	超高齢社会（高齢化率26％、2014年現在）	高齢社会（高齢化率20％、2014年現在）
インプラント治療の保険適用	広範囲顎骨支持型装置埋入手術に対してのみ適用	第一大臼歯部まで適用
インプラント治療の施術者	インプラント科、開業医（補綴科、歯周科、口腔外科）	インプラント科、歯周科、補綴科、口腔外科、開業医
インプラント治療の費用（1本あたり）	約40万円（保険適用なし）	約9万円（保険適用あり、2015年1月時点）
インプラント治療に対する患者さんの考え方	高額な治療であり、インプラントは半永久的に使用できるというイメージ	
治療計画	機能性・清掃性に加え、審美性も重視。インプラントオーバーデンチャーや経年的な上部構造の作り替えも視野に入れる	機能性・清掃性を重視
インプラントの固定方法	以前はセメント固定の使用が主流だったが、最近はスクリュー固定も見直されてきている	スクリュー固定が大多数
インプラント治療を受けている患者の割合	2.6％（2011年現在[5]）	約2％（2012年現在）
周囲炎の罹患率	13％（2005年九州インプラント研究会調べ）※国内におけるデータはまだ不十分なのが現状	60〜69歳と80〜89歳でそれぞれ8％（2013年現在）
患者データの管理	各病院で管理。インプラント手帳やインプラントカードなどの利用を開始している	基本的には国が電子カルテで管理
要介護者の口腔ケア状況	訪問診療がさかん、介護施設での口腔ケアサービスを実施	訪問診療よりもホームケアを推進

（文献4より引用改変）

プラス1アドバイス　知ってて損なし！ スウェーディッシュ・ナショナルガイドライン

スウェーデンには、**医療分野ごとにナショナルガイドラインが存在し**、有識者がエビデンスベースで各治療法の推奨度を決定しています。いまのところまだスウェーデン語版しかないのですが、Google翻訳などをかけるとある程度英語で読めるようになります。**表3**は、周囲炎の治療に関するガイドラインです（http://www.socialstyrelsen.se/tandvardsriktlinjer/sokiriktlinjerna）。**数字が小さいほど推奨度が高く、数字が大きいほど推奨されない治療方法**ということになります。もっとも推奨度が高いのは1、もっとも低いのは10です。中には、やってはならないとされる「Don't do」や、エビデンスが十分に蓄積されておらず効果が不明とされている「R&D（Research & Development）」があります。興味があれば、他の領域も含め、自分がやっている治療の推奨度をチェックしてみるのも良いかもしれません。

表3 周囲炎の治療に関するガイドライン

治療方法	推奨度（数字が小さいほど推奨度が高い）
口腔衛生改善	3
定期的なSPT	3
ポケット減少のためのフラップオペ	4
禁煙	5
機械的インフェクションコントロール	6
抗生剤の付加的な全身投与（服薬）	6
レーザーを使用したインフェクションコントロール	8
局所治療へのクロルヘキシジン（CHX）の併用	9
抗菌効果のある歯磨剤の使用	9
消毒薬によるポケット洗浄	10
ブラッシングに抗菌効果のあるマウスリンスの併用	10
局所治療への抗生剤の使用（ポケット内）	10
抗炎症薬（NSAIDS）の付加的な全身投与（服薬）	R&D
抗生剤の全身投与のみ	Don't do

〈引用文献〉
1. 中居伸行, 鈴木秀典, 林 美穂, 伊藤雄策, 夏堀礼二, 前田潤一郎, 萩原和歌子, 塩田 真, 大特集 そろそろ本気で考えよう インプラントのメインテナンス ―10年後の患者のために―. Quintessence dent IMPLANT 2013；20（6）：28-31.
2. van Velzen FJ, et al. Dental floss as a possible risk for the development of peri-implant disease: an observational study of 10 cases. Clin Oral Implants Res 2016；27（5）：618-621. PMID 26261052
3. 大月基弘, 知っておきたいインプラント治療のCurrent Topics：[1] スウェーデン発！Review：インプラント周囲病変との対決. the Quintessence 2011；30（8）：61-63.
4. 前田芳信, 和田誠大, 大月基弘, スウェーデンの現状に学ぶ 日本のインプラント治療の未来像. Quintessence dent IMPLANT 2016；23（1）：11-27.
5. 厚生労働省, 平成23年歯科疾患実態調査, http://www.mhlw.go.jp/toukei/list/dl/62-23-01.pdf（2020年2月27日アクセス）

セルフケアにおける歯肉縁下へのアプローチ

大月基弘 Motohiro Otsuki

インプラントにおいて清掃性と審美性は両立させにくい

筆者らは、かねてよりインプラント周囲粘膜炎に注目しており、歯肉炎よりも少々厄介な疾患だと考えています。インプラントは、清掃性を良くすればするほど歯間空隙が広がり、食片が入り込みやすくなりがちです。一方で、前歯部や小臼

図25 アバットメント底面に付着したバイオフィルム

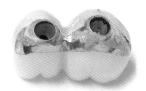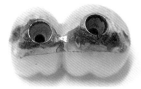

インプラントの直径に比してクラウン形態が大きいため清掃性に難がある上部構造の症例。大臼歯部の中間欠損に多い。

歯部は患者さんの審美的要求が高い場合が多く、審美性を優先した補綴装置を装着しなければならないことがあります。このように、**審美性と清掃性は、ある程度トレードオフの関係になっており、バランスよく両立させることは難しい**のです。

難治性のインプラント周囲粘膜炎の場合、補綴装置をいったん外すことがありますが、長期にわたり周囲粘膜縁下部（アバットメント底面、補綴装置粘膜下部位）に強固に付着したバイオフィルムの存在がしばしば認められます**(図25)**。日々のプラークコントロールがつねに完璧な患者さんであれば、そのような状態を引き起こすことはないのでしょうが、誰しも仕事の忙しさや体調不良によって、ときにはブラッシングが疎かになったりするものです。

細菌の温床になりやすい場合も

インプラントの埋入深度が深い場合や周囲粘膜に厚みがある場合では、インプラント周囲粘膜溝は深くなる傾向があります。2018年6月、オランダのアムステルダムにて開催されたEuroperio9にてヨーロッパ歯周病学会（EFP）とアメリカ歯周病学会（AAP）が共同発表したコンセンサスレポートによると、「厚い粘膜を有する場合でも、健康であれば通常5mm以

内のポケット値を示す」といわれていますが、**深い周囲粘膜溝を有する場合、歯周炎と同様レッドコンプレックスのようなグラム陰性偏性嫌気性菌が住みやすい環境が存在**します。そのため、日々のセルフケアにさらなる細心の注意を払う必要があるといえるでしょう。

フロスを用いた歯肉縁下のプラークコントロール

通常のOHIでは、まず歯ブラシと歯間ブラシから導入していきます。それで十分に健康を維持できている場合は、これ以上セルフケアを複雑にする必要はありません。しかし、プロービング時のBOP（＋）やmGI（＋）が続くようなら、**粘膜縁下部を清掃してもらうためにセルフケアにフロスを導入する**ことがあります。少々テクニックを要するため、導入には患者さんの見極めが必要です。ただ、適切なトレーニングを行えば、多くの患者さんは粘膜縁下部のプラークコントロールまでできるようになります。このコンセプトを我々は"Submucosal self-performed plaque control"と名付けています（図

26）。まだ、エビデンスに十分にサポートされた方法だとは言えませんが、セルフケアに組み込むことで粘膜の健康を維持できたと報告している論文もあります。さらに今後の報告が待たれるところです。

一方で、インプラント周囲炎に罹患していたり、健康であってもスレッドが露出していたりするインプラントではセルフケアにおけるフロスの使用は控えたほうが良いかもしれません。フロスがインプラントのスレッドに引っかかって切れてしまい、その繊維が粘膜縁下部に残ってしまうことがあるからです。患者さん自身で取りきるのは難しく、気づかずに放置されると

インプラント周囲炎を引き起こしてしまう可能性があります。

　長い間、インプラントを健康な状態で使ってもらえるように、より確立したセルフケアの戦略が立てられるように研究が進むことを切に願います。

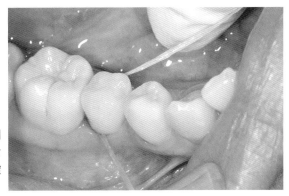

図26　Submucosal self-performed plaque control
インプラントの歯肉縁下にフロスを通すと思いのほか歯肉縁下まで入るため、指導の際は必ず実際に使用してもらい、技術確認をしたほうがよい。

インプラント周囲疾患の新分類

大月基弘 Motohiro Otsuki

・・定義の明確化により、予防の重要性が高まる

　前述のとおり、2018年のEuroperio 9にて、EFPとAAPが共同で作成した歯周病の新分類について発表されました。1999年にAAPから発表された分類が20年近く使われていたわけですから、この発表は歯周治療に従事するものにとって、とても大きな変化をもたらしました。

　そのなかで、インプラント周囲疾患についても定義が明確化され、これまで稀だとされていたインプラント周囲粘膜炎・インプラント周囲炎が注目されていることが示されたのではないかと考えています。**インプラント周囲粘膜炎は「軟組織の炎症を認めるが初期治癒後（通常、荷重後1年以上を指す）の骨喪失を認めないこと」と定義されました。インプラント周囲**

炎においては、**①軟組織の炎症を認めること、②初期治癒後エックス線写真上で追加の骨喪失を認めること、③補綴装置装着後のプロービング値とくらべ数値が増加していること、の3つの条件を満たす状態とされました（図27）。**しかし、他院から転院する患者さんも多く、エックス線写真がない場合もあるでしょう。その場合は、インプラント周囲骨の3mm以上の喪失に加え、PPD≧6mmでBOP（＋）であれば、インプラント周囲炎の可能性を疑うと示されています。

　現在のところ、日本ではこの新分類は採用されていませんが、今後どのような形で新分類が取り入れられていくのか注目です。

図27　EFPとAAPによるインプラント周囲疾患の定義

インプラント周囲粘膜炎

軟組織の炎症を認めるが初期治癒後（通常、荷重後1年以上を指す）の骨喪失を認めない

インプラント周囲炎

以下の3つの条件を満たした状態
❶ 軟組織の炎症を認める
❷ 初期治癒後エックス線写真上で追加の骨喪失を認める
❸ 補綴装置装着後のプロービング値とくらべ数値が増加している

※以前のエックス線写真がない場合は、インプラント周囲骨の3mm以上の喪失に加え、PPD≧6mmでBOP（＋）であれば、可能性を疑う

FURTHER QUESTIONS

 メインテナンスには、フッ化物入りの研磨剤を使用していますが、インプラント部分のみ、フッ化物の入っていないものを使用した方がよいのか、多少は使用してもよいのか迷います。また、定期メインテナンスで来院されるたびにフッ化物を塗布しても問題はないのでしょうか?

 インプラント患者さんへのフッ化物の使用の是非については多くの歯科衛生士さんからご質問をいただきます。フッ化物がチタンインプラントを腐食するという誌上情報が多く出回っていますが、これらすべての情報は、フッ素溶液にチタンインプラントを浸漬した実験結果が根拠となっています。なかには、「歯磨剤に含有される程度のフッ化物濃度でチタンが腐食した」という内容のものもあり、歯科衛生士さんが患者さんへの使用を躊躇するのは当然のことと思います。

しかし、実際の口腔内は実験環境とは異なり、唾液の中和作用や希釈作用でフッ化物使用時のフッ化物濃度は大幅に低減し、その濃度はほとんどインプラントに悪影響のないレベルになると言われています。この点について、一般社団法人日本口腔衛生学会は、「学術的根拠の明らかな齲蝕予防効果から、天然歯を有する限り、フッ化物配合歯磨剤の利用はチタン製歯科材料使用者にも推奨すべきである。」と声明文を公表しています[1]。

もしも、口腔内に天然歯が1本もないインプラント患者さんであれば、フッ化物の使用の必要はありません。問題はインプラントと天然歯が混在している場合どう対応するかですが、部位別にフッ化物を使い分けできるのであれば、そのようにしていただければ良いと思います。それが難しい場合は、インプラントへの影響よりも天然歯へのう蝕予防効果を優先していただくべきであろうと考えます。

さらに詳しいことはBOOK GUIDE(P.36)で紹介しました、『インプラントの迷信と真実』に記載されていますのでご一読いただければよりご理解いただけると思います。

 2本連続して埋入されたインプラントの間に清掃用具がまったく入らないことがあります。どうしたらいいでしょうか?

 他院でインプラント治療を受けた患者さんのメインテナンスを担当する機会が年々増えていると思います。なかには、清掃性がまったく考慮されていないインプラントが埋入されていたり、磨きにくい上部構造が装着されている患者さんも少なからずいらっしゃいます(図28)。

上部構造の脱着が可能であれば、清掃ができる形態に修正できないか、歯科医師と相談することをお勧めします。ただし、スクリュー固定であるか、仮着セメント固定のように上部構造が可撤式(取り外し可能な状態)であることが前提となります。スクリュー固定式の上部構造はアクセスホールの有無で識別できますが、セメント固定式は一見して着脱可能かどうかの識別は困難です。可撤式か否かは患者さ

んご自身も把握していない場合が多いので、施術医院への問い合わせが必要な場合もあります。

　合着されていて外すことができない場合は、上部構造の再製を提案しなければならないこともあります。その場合は、患者さんに費用的な負担が生じますし、施術医院の保証制度の確認も含め慎重なカウンセリングが必要となります。

　皆さんが担当しているインプラント患者さんが、転勤や転居をきっかけに見ず知らずの医院でメインテナンスを受けることも十分に考えられます。担当歯科衛生士として、プロビジョナルレストレーションの時点での清掃性の確認はもちろんのこと、できればインプラント治療計画の段階で歯科衛生士として参画していただき、患者さんのホームケアの力量を考慮したメインテナンス視点での意見を治療計画に反映していただけるのが理想的だと思います。

図28　歯間ブラシが入らない上部構造を形態修正した症例

修正前

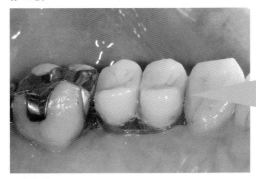
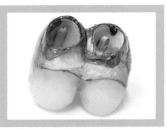

上部構造の連結部が歯肉縁下深くに及んでいるため、歯間ブラシを挿入することができない。

修正後

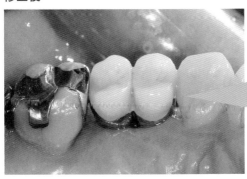
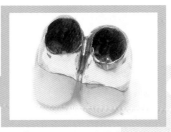

インプラント間を細い歯間ブラシが通るように形態修正し、さらに金属部分のプラークを除去して研磨した。

〈引用文献〉
1．一般社団法人日本口腔衛生学会．フッ化物配合歯磨剤の利用はチタン製歯科材料使用者にも推奨すべきである．http://www.kokuhoken.or.jp/jsdh/file/news/141010/jsoh_info2.pdf（2020年1月14日アクセス）

Book Guide

掘り下げ

本コーナーでは、本書の内容に関して、
もっと知りたい・学びを深めたいという方のために
幅広く役立つ参考書籍をご紹介します。

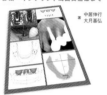

インプラントの迷信と真実
診査・診断～インプラント周囲炎治療まで

中居伸行、大月基弘＝著
2019年／クインテッセンス出版／140ページ（本体6,800円＋税）

インプラントにまつわる41のトピックに対し、最新の論文も含めエビデンスに基づいて解説。「インプラント周囲疾患についての迷信と真実にもしっかりと触れており、もっと詳しくインプラントについて知っておきたい方にオススメの一冊です。本書の内容とも色濃く関連しています。いままでのドグマに正面からぶつかって書いていますので、"えーっ、そうなの?"ということもたくさん見つかるかもしれません」(大月)

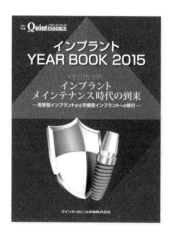

別冊ザ・クインテッセンス
インプラント YEAR BOOK 2015
インプラントメインテナンス時代の到来
―攻撃型インプラントから守備型インプラントへの移行―

クインテッセンス出版＝編
2015年／クインテッセンス出版／354ページ（本体6,400円＋税）

インプラント販売各企業に協力を得て、最新インプラントシステムの特長および臨床応用についてインプラントのトータルシステムをわかりやすく紹介。「巻頭にはスタディーグループ"ブレイクスルー大阪"のメンバー（鈴木、中居、大月）による座談会が掲載され、メインテナンス主導型インプラントの重要性を説いています。私たちの考え方がよくわかっていただけるのではないでしょうか。各メーカーのインプラントの特徴も詳しく説明されているため、臨床に役立つ一冊となるでしょう」(鈴木)

みるみる身につくペリオの教養

関野 愉＝著
2019年／医歯薬出版／136ページ（本体2,800円＋税）

「小さな本に大切な情報がギュッと詰まった良書です。かわいいイラストとは裏腹に骨太な内容で、歯周病を勉強しなおしたい方や情報をアップデートしたい方にはとてもオススメです。筆者の医院の教科書として、歯科衛生士にプレゼントしたほどです。ディスバイオシスの考え方、本書のコラム（P.33）でもご紹介した歯周病の新分類など最新情報も満載です」(大月)

MEMO

【著者略歴】

大月基弘（おおつき・もとひろ）

1999年 広島大学歯学部卒業
1999年 大阪大学歯学部附属病院勤務 口腔外科学第二教室、口腔総合診療部所属
2002年 赤野歯科医院勤務
2010年〜2012年 スウェーデン国立イエテボリ大学歯周病科大学院専門医課程修了 ヨーロッパ歯周病専門医・インプラント専門医（European Federation of periodontology 認定）
2013年 DUO specialists dental clinic 開設
2014年 大阪大学大学院歯学研究科 顎口腔機能再建学講座 有床義歯補綴学・高齢者歯科学分野所属
2018年 大阪大学大学院歯学研究科・歯学博士
〈所属・役職〉
日本歯周病学会（専門医）／日本臨床歯周病学会（歯周病認定医／歯周インプラント認定医）／日本口腔インプラント学会／ITI（International Team for Implantology）／ブレイクスルー大阪／スカンジナビアンデンティストリー（主宰）

鈴木秀典（すずき・ひでのり）

1994年 岡山大学歯学部卒業 岡山大学歯学部インプラント再生学分野入局
1999年 一般財団法人サンスター財団入社 附属千里歯科診療所勤務
2004年 同診療所 副所長
2015年 同診療所 所長
〈所属・役職〉
日本補綴歯科学会（専門医・指導医）／日本臨床歯周病学会／日本口腔インプラント学会／日本歯科審美学会／日本口腔リハビリテーション学会／スタディグループ ClubGP（理事）／ブレイクスルー大阪（主宰）

【初出一覧】

第1章 病態を理解し、メインテナンスで見逃さない
「歯科衛生士」2016年7月号
DH が守れる最後のチャンス インプラント周囲粘膜炎
[前編]病態を理解し、メインテナンスで見逃さない

第2章 適切に対応し、確実に改善させる
「歯科衛生士」2016年8月号
DH が守れる最後のチャンス インプラント周囲粘膜炎
[後編]適切に対応し、確実に改善させる

セルフケアにおける歯肉縁下へのアプローチ
インプラント周囲疾患の新分類
書き下ろし

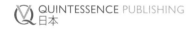

歯科衛生士ブックレット Vol.3

インプラントをずっと使い続けるための着眼点

DHが守れる最後のチャンス! インプラント周囲粘膜炎

2020年5月10日　第1版第1刷発行

著　　者　大月基弘 / 鈴木秀典
　　　　　おおつきもとひろ　すずきひでのり

発 行 人　北峯康充

発 行 所　クインテッセンス出版株式会社
　　　　　東京都文京区本郷3丁目2番6号　〒113-0033
　　　　　クイントハウスビル　電話(03)5842-2270(代表)
　　　　　　　　　　　　　　　　 (03)5842-2272(営業部)
　　　　　　　　　　　　　　　　 (03)5842-2278(編集部)
　　　　　web page address　https://www.quint-j.co.jp/

印刷・製本　サン美術印刷株式会社